AF585764

Désinfection par le **FORMOCHLOROL** (procédé Trillat).

Résultats d'expériences faites à l'*Hôpital des Enfants Assistés*, à Paris

SOCIÉTÉ FRANÇAISE DE DÉSINFECTION

14, rue des Pyramides — PARIS

Hospice des Enfants-Assistés
Service de M. le Prof Hutinel.





# Désinfection des Salles de malades par les vapeurs de formaldéhyde

(Expériences et résultats)

[illegible]
juin 1897.

# Note
## sur les résultats obtenus à l'Hospice des Enfants-Assistés
## dans la
## Désinfection par les vapeurs de formaldéhyde
## (procédé Trillat)

---

Le procédé de désinfection par les vapeurs de formaldéhyde (proc. Trillat) ayant été appliqué récemment à l'Hospice des Enfants Assistés dans le service de M le Professeur Hutinel, j'ai institué une série d'expériences de contrôle afin de me rendre compte des résultats obtenus dans cet établissement à l'aide de cette méthode. Ces expériences n'étaient point destinées à juger le procédé lui-même, dont la valeur a été suffisamment établie jusqu'ici grâce aux essais nombreux et variés de différents bactériologistes, elles avaient simplement pour but de m'éclairer sur ce que l'on pouvait obtenir dans la pratique courante, alors que les appareils étaient maniés par un employé ordinaire de l'Hospice, instruit et installé seulement de la veille dans ses nouvelles fonctions.

Je ne décrirai point ici le manuel opératoire, je rappellerai seulement que sa simplicité est assez grande pour qu'un ouvrier quelconque ait pu, après avoir assisté à la première opération, diriger seul les suivantes. Je me réserve seulement de signaler plus loin quelques précautions qui m'ont paru indispensables pour éviter certains petits inconvénients plus sensibles dans un service d'enfants que dans tout autre local hospitalier.

Je me bornerai donc à exposer les résultats que m'ont fournis mes expériences au point de vue de la désinfection bactériologique, en opérant dans des salles affectées depuis longtemps au service des Contagieux et en choisissant pour mes essais, telle ou telle salle indifféremment, tel ou tel jour à l'improviste.

Mes épreuves de stérilisation ont été effectuées au cours de trois séances de désinfection, les 1er, 8 et 24 juin 1897. Les locaux choisis étaient des salles mesurant de 200 à 300 mètres cubes, la quantité de formochlorol employé variant de 1 litre à 1 litre et demi. La durée de l'opération comprenait 1° le temps nécessaire à la vaporisation du formol (de 25 à 35 min.), 2° un temps de contact variable, allant de 10 à 30 minutes.

Dans la pratique quotidienne, ce dernier temps est fixé à 30 minutes ; on verra d'après certaines de mes expériences, que 10 minutes de contact sont déjà suffisantes pour assurer la stérilisation de linges souillés.

---

Nos essais peuvent être divisés en sept groupes, suivant la nature ou la composition des échantillons infectés (bactérifères), soumis à l'épreuve de la désinfection.

Les espèces microbiennes employées, toutes pathogènes, ont été les suivantes (cult. en bouillon, de 24 heures) :

1. Streptocoque de l'érysipèle
2. Staphylocoque doré (bronchopneumonie)
3. Microcoque des oreillons
4. Pneumocoque (bronchopneumonie)
5. Colibacille (diarrhée verte)
6. Bacille typhique
7. Bacille diphtérique

---

<u>Groupe A</u> — Des <u>fragments de tarlatane</u>, préalablement stérilisés, puis <u>imprégnés de cultures microbiennes variées</u> (streptocoque, staph. doré, micr. oreillons, pneumocoque, coli et typhique), sont exposés en différents points de la salle, sur les lits, sur les meubles etc.

Après l'opération (35 min de vaporisation, 30 minutes de contact), ils sont recueillis aseptiquement et ensemencés dans des tubes de bouillon.

Tous les tubes sont restés <u>stériles</u>, après 24 heures, 2 jours, 4 jours.

[N.B. Pour répondre à l'objection que « une certaine quantité de formol pouvait être entraînée par le fragment de tarlatane et introduite dans le bouillon, rendant ainsi la culture impossible », un certain nombre de fragments ont été avant l'ensemencement lavés dans de l'eau ammoniacale stérilisée, destinée à neutraliser le formol. Les fragments sont restés également <u>stériles</u>.]

Groupe B. — Des fragments de tarlatane imprégnés de cultures microbiennes sont placés au centre d'une enveloppe d'ouate hydrophile de 4 centim. d'épaisseur, puis exposés à la désinfection.
Ces fragments ensemencés restent stériles.

Groupe C. — Quelques gouttes des cultures précédentes, streptocoq., staph. doré, micr. des sillons, pneumocoq., coli et typhiques, sont versées dans des verres de montre, placés en divers points de la salle.
Ensemencements = stériles.

Groupe D. — Dans les pièces constitutives des maillots d'enfant: couverture de laine, lange de coton, couche de toile, des fragments sont découpés, stérilisés, puis imprégnés de cultures microbiennes (colibacille et diphtérie) enfin suspendus à des fils au milieu de la salle, à 2 mètres au-dessus du sol.
Ces échantillons sont soumis à des temps de contact variables avec les vapeurs de formol

Trois subissent 30 minutes de vaporisation + 30 minutes de contact
Deux — — + 20 — —
Deux — — + 10 — —

Tous, ensemencés en bouillon, restent stériles

Groupe E. — Des fragments analogues de laine, de coton et de toile, également imprégnés sont exposés dans des assiettes, baignant dans un excès de culture
Résultat: Ensemencements stériles.

Groupe F. — Des fragments analogues (laine, coton, toile bactérifiés) ainsi que des filaments de tarlatane et des verres de montre contenant quelques gouttes de cultures sont placés, non plus en l'air ou sur les meubles, mais sur le sol, où les vapeurs de formol ont moins de tendance à se répandre, étant plus légères que l'air.

Résultat. Tous ensemencements stériles.

Groupe G. — Des pelotons de poussières, recueillis sur le haut d'un meuble après l'opération de la désinfection, sont ensemencés tels quels dans du bouillon.

Le milieu de culture reste stérile.

---

En résumé toutes nos expériences au point de vue de la stérilisation bactériologique des tissus et surfaces, secs ou humides, ont abouti à des résultats positifs, absolument comparables à ceux obtenus par MM. Nicolle, Vaillard et Lemoine, Roux, Bosc, etc. Les diverses espèces microbiennes choisies, et en particulier les espèces pathogènes communément rencontrées dans les maladies infectieuses de l'enfance, telles que le bac. diphtérique, le streptocoque, le colibacille, le staphylocoque et le pneumocoque, ont été infailliblement tuées par la formolisation : le résultat a été le même, quelque fût le mode d'exposition de l'agent infectieux qu'il imprégnât les objets mobiliers, les linges, les lainages, le sol, etc.

---

Qu'il me soit permis maintenant de formuler trois remarques qui m'ont été suggérées par l'opération de la formolisation, telle que je l'ai vu pratiquer à l'Hospice des Enfants Assistés.

I – Dans le vieux bâtiment de l'Hospice, dont les salles se commandent d'une façon excessive, et dont les portes de communication laissent à désirer au point de vue de l'étanchéité, il arrive que les vapeurs de formol diffusent parfois au dehors de la pièce soumise à l'opération et qu'elles peuvent atteindre, en les incommodant, des malades couchés dans les salles contiguës. Dans ces conditions, il a été indispensable (et cette précaution est rigoureusement observée maintenant) de tamponner soigneusement avec de l'ouate et des linges humides, les fentes et fissures qui entourent les panneaux des portes de communication.

II – Dans ces mêmes salles, dont la ventilation est parfois insuffisante, j'ai observé que l'odeur irritante du formol subsistait jusqu'au lendemain en dépit de l'ouverture des fenêtres et de l'aération maxima, nous inspirant ainsi une certaine hésitation au moment de réintégrer une nouvelle série d'enfants malades, dont les voies respiratoires sont souvent très-impressionnables. – Cet inconvénient peut être évité facilement : il suffit pour cela, cinq ou dix heures après la désinfection alors que le local ne renferme plus qu'une très faible quantité de formol, de répandre sur le sol de la pièce ou de pulvériser dans l'air quelques grammes d'ammoniaque, dont les vapeurs, très diffusibles aussi, neutralisent rapidement le formol résiduel.

III. — Une troisième observation concerne l'employé chargé de la désinfection. Quoique les vapeurs de formol ne soient point toxiques dans les conditions de l'expérience, elles exercent néanmoins sur les yeux et la muqueuse respiratoire une action très irritante, qui pourrait peut être à la longue devenir nuisible. L'employé formolisateur, qui opère tous les jours, ne s'astreignant à certaines précautions indispensables : l'usage des lunettes à rebords caoutchoutés et le pincement du nez ne doivent jamais être négligés par lui lorsqu'il pénètre dans la pièce pour en ouvrir les fenêtres. La situation de nos services de contagieux, au rez-de-chaussée, m'a permis d'introduire dans cette partie de l'opération un perfectionnement bien simple. Grâce à un expédient facile à imaginer, deux ou trois fenêtres sont disposées de telle manière qu'on peut les ouvrir du dehors, par simple poussée ; ces premières ouvertures laissent s'échapper l'excès de formol, commencent l'aération du local et permettent, quelques minutes après, de pénétrer sans désagrément dans la salle.



Henri Meunier

Chef de laboratoire à l'Hospice des Enfants-Assistés

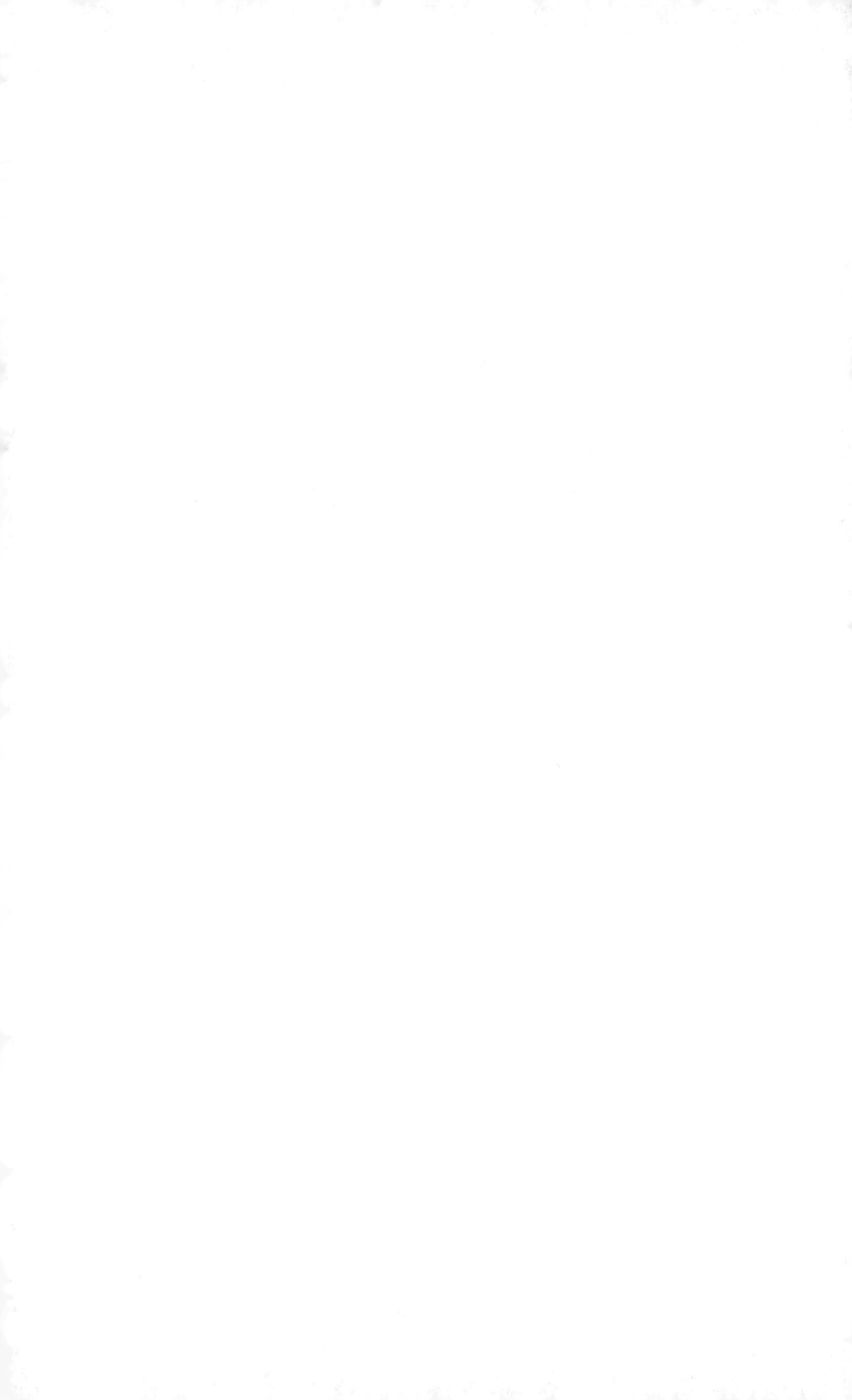

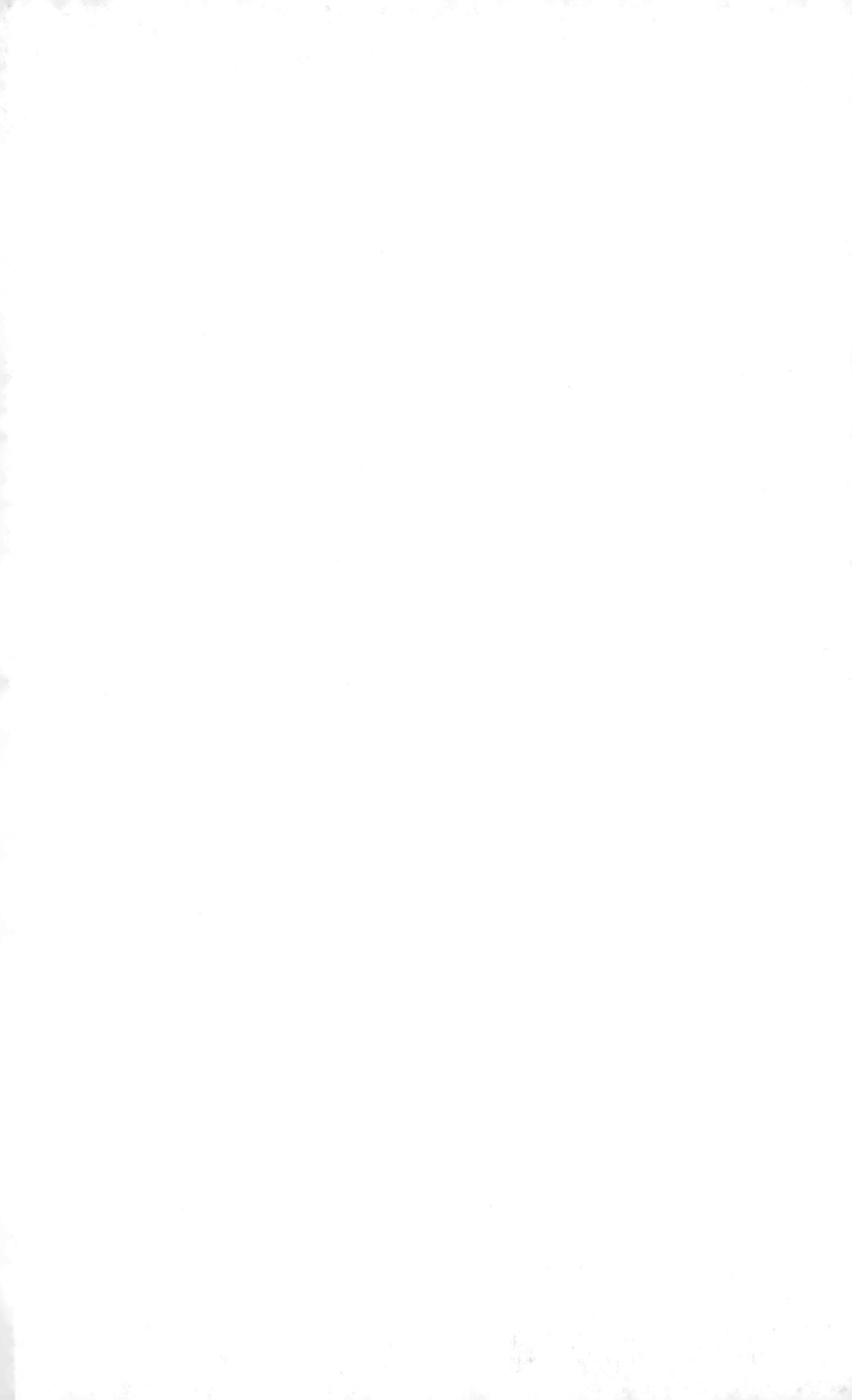

www.ingramcontent.com/pod-product-compliance
Lightning Source LLC
LaVergne TN
LVHW012019170826
845678LV00004BA/1569

* 9 7 8 2 3 2 9 6 2 2 9 5 8 *